RABELAIS
Chirurgien

…ations de son Glossocomion dans
fractures du fémur; et de son
Syringotome dans le traitement
des plaies pénétrantes
de l'abdomen
décrites

…ar *Arthur Heulhard Nivernoys*

Avec quatre figures

PARIS

A. LEMERRE, Libraire-Editeur

Passage Choiseul, 27-31

1885

RABELAIS
Chirurgien

Imprimerie Alcan-Lévy, 18, passage des Deux-Sœurs

RABELAIS
Chirurgien

Applications de son Glossocomion dans
les fractures du fémur ; et de son
Syringotome dans le traitement
des plaies pénétrantes
de l'abdomen
décrites

par Arthur Heulhard Nivernoys

Avec quatre figures

PARIS
A. LEMERRE, Libraire-Editeur
Passage Choiseul, 27-31
1885

A M. Farabeuf, professeur agrégé et chef des travaux anatomiques de la Faculté de médecine de Paris.

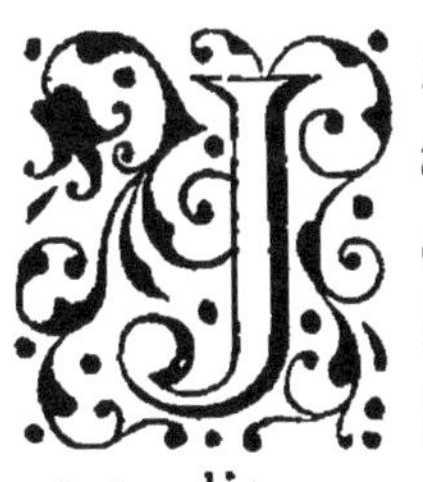

e ne suis ni médecin ni chirurgien, ni même en état de devenir l'un ou l'autre, puisque la Sorbonne, en me refusant les baies de laurier (id est, ut traditur, signum baccalaureatûs) *m'a fermé les écoles dont elle tient la clef et les carrières dont elle défend l'accès. Je dois donc me montrer circonspect dans mes assertions en ce qui touche à la doctrine. Et peut-être eussé-je dû me taire tout à fait si l'intérêt du livre que j'ai entrepris sur Rabelais ne m'eût commandé de parler et de provoquer l'enquête des savants sur les points difficiles où m'entraîne un sujet aussi vaste.*

En matière d'histoire, les faits n'appartiennent pas à des catégories d'hommes privilégiés : ils sont, comme la terre elle-même, au premier occupant. Et puisque le hasard de l'étude, — servi par Rabelais plus que par tout autre, — m'a égaré sur des terres peu explorées, la crainte d'avoir mal vu certaines choses ne saurait retarder le devoir de dire celles que j'ai bien vues.

Vous avez encouragé d'un sourire — ironique sans doute — une curiosité vive pour les leçons d'architecture humaine que vous exposez avec une méthode si large, et pour les pratiques d'anatomie où vous mettez cette main d'acier qu'on pourrait croire fabriquée par Charrière, tant la trempe en est souple et forte. Vous m'avez donné ainsi le remords d'avoir manqué une vocation pour une science qui est la source de toute philosophie.

Dans cette étude comparative entre divers modes d'opérations et de traitement séparés par un intervalle de trois siècles et demi, j'ai essayé d'appliquer les principes que vous professez sur la nécessité d'une langue scientifique où se retrouve la clarté originelle de la langue française. M. le prosecteur Poirier — un élève dont vous êtes aussi fier qu'il l'est de son maître — a été témoin des efforts que j'ai faits pour ne rien avancer de contraire à votre enseignement, en me condamnant à des spectacles macabres où les lettrés ne fréquentent guère.

Ce n'est point par caprice que je vous demande la permission d'associer votre nom à celui de Rabelais. Le rapprochement s'impose entre l'homme par qui notre École d'anatomie chirurgicale est sans rivale au monde, en dépit de l'Allemagne, et le grand ancêtre qui fut, avec Rondelet et avant Vésale, le père de l'anatomie dans les amphithéâtres du Midi. Grâce à votre enseignement, nous ne sommes ni précédés ni dépassés par nos voisins dans le domaine de la pratique chirurgicale. Rabelais, parlant par la bouche de Gargantua, nourrissait la même ambition que vous : « Par fréquentes anatomies, acquiers-toi la parfaite connoissance de l'aultre monde qui est l'homme. » Et ce n'est pas sans orgueil pour notre génie national, si souvent méconnu par ses propres historiens, que je relisais, hier encore, dans le traité de Ponderibus, *cette solennelle affirmation du vieux Rondelet, professeur à Montpellier :*

« La partie qui enseigne la nature du corps humain étant la première qui se soit offerte à mes investigations, je l'ai vue si négligée par les anciens que, pour l'anatomie, j'estime être le premier qui, dans cette Université, ait poursuivi la dissection des muscles avec soin et exactitude. Je jugeai alors nécessaire de publier sur-le-champ un livre qui traitât de l'autopsie, et je l'eusse fait si Vesale, dont on ne proclamera jamais trop la louange dans cette branche, n'eût suffisamment répondu à mon désir; pas au point cependant d'anéantir le ferme espoir que

j'ai d'y avoir contribué dignement par ma méthode (1). »

Acceptez donc, Maître, l'hommage de ce petit travail, et puissiez-vous, par cet exemple, inspirer aux romanciers, qui parlent constamment de médecine, l'idée d'en apprendre au moins ce qu'il faut pour cesser d'être ridicules.

(1) « *Cum autem prima sese offerret mihi ea pars, quæ naturam corporis humani docet, exagitanda : vidi id ab antiquis tam negligenter factum, ut quantum ad anatomen pertinet, me primum fuisse in hac Academia existimem, qui myotomen diligenter pervestigaverit et exacte. Quod dum faciebam, librum, qui autopsiæ responderet, evulgare necessarium duxi illico. Fecissemque, ni Vessalius, nunquam in ea parte satis laudandus, desyderium meum aliquantum explevisset : non ita tamen quin etiam multum superesset spei meam in ea methodum non fore gregariam.....* » De Ponderibus, *sive de justa quantitate et proportione medicamentorum. (Lugduni, 1560, in-8. Epître dédicatoire au savant évêque de Montpellier, Guillaume Pelissier.)*

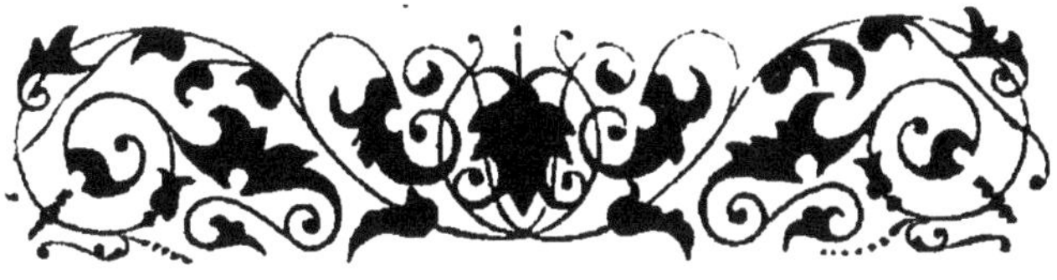

II

UOIQUE des hommes compétents aient consacré divers travaux à Rabelais, médecin (je n'aurai pas l'outrecuidance d'en médire), le rôle qu'il a joué dans la médecine de la Renaissance n'est pas encore fixé. Ceux-ci ont vu dans Rabelais le médecin préoccupé principalement des questions d'hygiène et de la guérison des maladies par les simples : ceux-là, le théoricien dressé par la philosophie rationaliste au bon combat contre les empiriques de l'école arabe; les derniers enfin, faisant cause commune avec la majorité des commentateurs, ont je ne sais quelle tendance à le représenter comme le Fracastor français, uniquement voué à la cure de ces malades tant précieux qu'il associe dans ses préfaces à ces tant illustres beuveurs. Je ne partage entièrement aucun de ces avis Je garde quantité d'observations pour d'autres études qui se fondront, lors de la rédaction définitive, dans l'ensemble de mon livre, et qui généralement montreront Rabelais s'avançant vers la médecine opératoire jusque sur les confins de la chirurgie.

Je m'en tiens pour le moment aux conclusions qui naissent de mes recherches actuelles : elles accusent chez lui des préférences marquées pour certaines opérations qui ne vont point sans une connaissance profonde de notre construction physique, et, d'ailleurs, il est impossible de n'être pas frappé de l'air quasiment anatomique que respirent *Gargantua* et *Pantagruel*, voire le bon moine Jean des Entomeures... j'allais dire des Anatomeures. Mais, décidé à laisser de côté tout ce qui est hors de mon sujet, je veux examiner deux points qui en ressortent formellement : Rabelais réduisant les fractures du fémur à l'aide du glossocomion, et opérant les plaies pénétrantes de l'abdomen par le syringotome.

Cette particularité fut révélée en 1858, sinon au monde savant, du moins à un petit cercle de curieux, par le *Bulletin du Bibliophile* de Techener, qui annonçait, sous le n° 582, l'exemplaire d'un opuscule dont la description importe à la bibliographie. Cet exemplaire, qui avait pour titre: *Quatriesme livre de therapeutique ou methode curative de Cl. Galien, prince des médecins, auquel est singulierement traictée la cure des ulceres,* translaté par Philiatros (Lyon, Fr. Juste, 1537, in-16, petits caractères semi-gothiques), était accompagné du *Cinquiesme livre* (Lyon, chez Pierre de Sainte-Lucie, dict le Prince, sans date, in-16 goth.) et du *Sixiesme* (sans lieu ni date, in-16 goth. avec rubriques marginales). Et à la fin de ce dernier se trouvaient deux gravures sur bois représentant « des instruments utiles pou contenir les membres fracturés, *un glottotomon de l'invention de Me François Rabe-*

lais, docteur en medecine, et un *syringotome* (1). » Quoique le *Bulletin du Bibliophile* insistât sur l'intérêt de cet exemplaire (les traductions françaises de Galien sont devenues très rares, en quoi elles ont subi le sort des ouvrages usuels, les livres de cuisine entre autres), l'article, si curieux cependant pour l'histoire de la médecine et pour celle de Rabelais, ne piqua pas trop au vif les amateurs et fut vendu à un prix relativement modéré. On en demandait soixante francs.

Il est au moins extraordinaire que les biographes et les commentateurs ne se soient pas emparés d'une indication aussi précieuse. Le nom de Rabelais, — un grand homme grandissant encore avec le temps, — n'avait pas, comme aujourd'hui, le privilége d'exciter une curiosité presque universelle qui nous pousse à ne rien négliger des moindres

(1) J'ignore ce qu'est devenu l'exemplaire qui contenait cette affirmation formelle (sous la signature d'un bibliophile connu, M. Ap. Briquet). C'est celui qu'a décrit Brunet, dans le *Manuel du libraire*, en 1867.

détails de son existence et de ses travaux. Cependant certains bibliophiles se sont peu à peu accoutumés à considérer cette traduction de Galien comme rentrant dans l'œuvre scientifique de Rabelais. Il est étonnant que M. Paul Lacroix, en son vivant si prompt à tirer au jugé, ne se soit pas lancé sur cette piste, d'autant plus qu'aucun doute ne pouvant planer sur l'authenticité de quelques indications, la carrière aux hypothèses était ouverte pour le reste.

Un autre exemplaire de la traduction du *Quatriesme (cinquiesme et sixiesme) livre de la Thérapeutique* parut également sous le n° 786, à la vente de la fameuse collection Yemeniz en 1867. Une note du collectionneur lui-même le dépeint ainsi : « Chaque livre a des signatures particulières. Le quatrième (imprimé en caractères plus petits que les suivants), A — C par 8 feuillets, D de 10. Le cinquième A — F par 8 ff. Le sixième A — F par 8 ff., dont le dernier blanc, porte au recto un *syringotome*. Le verso du 7e porte le *Glottocomon figuré par l'invention de M. Francoys Rabelais docteur en méde-*

cine. » Cet exemplaire paraît n'être pas celui de Techener: sa provenance n'est d'ailleurs pas indiquée. Il est passé dans la *Collection rabelaisienne* du docteur Guillin d'Avenas dont la vente a eu lieu en 1877.

Le rédacteur du Catalogue de cette collection a observé et fait observer que les livres V[e] et VIe appartiennent à une édition différente du livre IVe, attendu qu'ils sont imprimés en caractères plus gros. « Dans tous les cas, dit-il, les trois parties ont été réunies sous un seul titre, après avoir été imprimées séparément, et *Rabelais est incontestablement l'auteur de cette traduction.* »

Sans m'arrêter pour le moment à une affirmation si téméraire, je poursuis ma glose bibliographique. N'ayant pu retrouver les exemplaires Techener et d'Avenas, j'ai dirigé mes recherches d'un autre côté, et j'ai eu la chance de mettre la main sur une traduction de Galien, qui nous apporte des éclaircissements nouveaux en complétant singulièrement les détails déjà relevés. Cette traduction est conservée à la Bibliothèque nationale, qui n'en fait d'ailleurs aucun mystère. J'ai donc peu de mérite à la découverte. L'exemplaire se décompose ainsi :

Le deusiesme livre de Claude Galien, intitule l'art curatoire à Glaucon, auquel est specialement traicte des differences d'inflammation et de leur cure. On les vend à Lyon, en rue Mercière, chez Guilaume de Guelques, libraire. Il est suivi des *Troisiesme, Quatriesme, Cinquiesme, Sixiesme, Tresiesme* livres de la Thérapeutique de Galien, imprimés par Jehan Barbou en 1539, et qui se font évidemment suite, la typographie étant la même pour tous. Le *Deusiesme* livre, précédé d'un grand titre, a 33 pages et est accompagné de *La Protestation de Hippocrates* qui a deux pages. Les IIIe, IVe, Ve, VIe et XIIIe livres se composent de 127 feuillets paginés sans interruption. Le *Quatriesme*..., auquel est singulierement traictée la cure des ulceres malingtz, est dit : *translate au vray par Philiatros* et précédé d'un : *Philiatros au lecteur, salut.* Le *Cinquiesme* est dit également *translate par Philiatros* (1). Le *sixiesme* ne porte plus ce pseudonyme, mais il est suivi de deux planches, placées l'une au verso de la page 101, et représentant *La Figure de Glottocomon* (la figure de cest instrument est à la fin du livre, dit une note marginale), l'autre au recto d'un feuillet blanc, paginé 102, et représentant le *syringotome.* En tête du *Tresiesme livre,* le translateur (*Le translateur au lecteur, salut*) explique pourquoi il saute ainsi du sixième au treizième. Puis vient un *huictain du translateur.* Au verso de la page 127, on lit: Imprimé à Lyon, par Jehan Barbou, 1539. Enfin le *Quatorziesme livre*, imprimé en caractères plus gros que les précédents, porte un grand titre (Lugduni, apud Gui-

(1) On ne retrouve plus dans l'édition de 1539 l'épilogue du Ve livre, dans lequel Philiatros fait profession d'un galénisme absolu: « Te suppliant, lecteur, adhérer du tout à la doctrine galénique et ne laisser point la clayre et pure fontaine pour boyre des russeaulx troubles et pleins de boue. » M. Briquet, qui relève ce passage dans l'édition de 1537, y voit une allusion à Paracelse et à ses écrits.

lielmum de Guelques anno 1538) et n'est point paginé.

Si ce n'est pas là l'édition décrite par le rédacteur du catalogue d'Avenas et avant lui par MM. Briquet, Brunet et Yemeniz, il n'y a pas de doute que nous ne soyons en présence d'une édition de la même traduction, postérieure de deux ans et augmentée des IIe, IIIe, XIIIe et XIVe livres. La chose n'a pas besoin d'être démontrée ; elle s'impose à l'évidence. Nul doute également que les figures du *syringotome* et du *glottocomon*, placées comme dans l'édition de 1537, à la fin du VIe livre, auquel toutes deux se rapportent, ne soient de l'*invention de Me François Rabelais.*

Si Rabelais ne les revendique pas comme siennes, c'est par suite de l'indifférence inouïe qu'on professait au seizième siècle pour le droit de propriété intellectuelle. La mention insérée dans l'édition de 1537 équivaut pour lui à une prise de possession définitive. Au surplus, il part du même principe que le traducteur, lequel juge inutile de se faire connaître, sinon par le pseudonyme de Philiatros. L'identité des planches et l'authenticité de l'invention irréfutablement établies, restent deux questions à étudier : Quelle est la part exacte de Philiatros dans la traduction de ces huit livres? Est-ce bien Rabelais qui se cache sous ce pseudonyme de Philiatros?

Le *huitain du translateur* placé en tête du *treziesme livre* éclaircit le premier point :

J'ay prins playsir confict en doulx labeur,
Chirurgiens, vous rendre ces cinq livres.
Au paravant ung insigne docteur
Nous avoit faict du tiers francz et delivrez.
Au fruict commun plus que privé prouffit
Poursuivy j'ay ma premiere entreprise.
Perseverez, à tout le temps souffit :
En attendant aultre chose promise.

Par les *cinq livres qu'il rend aux chirurgiens*, le translateur entend certainement les IVe, V^{e}, VIe, XIIIe et XIVe qui composent, avec le IIIe, une sorte de manuel chirurgical. C'est avec le *quatriesme* que commence son travail de translateur dont il écarte le *tiers* qui appartient à « ung insigne docteur ». On en trouvera de nouvelles preuves dans la discussion du second point de la question à laquelle je passe maintenant : c'est assavoir si Philiatros et Rabelais ne sont qu'un.

IV

Si le lecteur veut bien me prêter quelque attention, il va voir combien sont trompeuses les apparences, et quelle faute c'est, en histoire comme ailleurs, de se fier aux *authenticités de tendances*. Je ne poursuis la discussion si avant que pour le mettre en garde contre les égarements de son imagination.

Au premier aspect, rien n'empêche de deviner Rabelais à travers Philiatros : au contraire, tout s'accorde à le désigner comme le véritable translateur des cinq livres de Galien qui s'adressent particulièrement aux chirurgiens, du IVe au XIVe.

Et d'abord, il va sans dire que le travail n'est pas au-dessus de ses forces. Une traduction du grec ou latin en français n'était pour Rabelais qu'une récréation, une diversion facile à d'autres travaux plus ardus.

L'emploi du pseudonyme est l'indice d'une certaine indifférence à l'égard de l'effort fait, et son choix même : *Philiatros* — qui a servi depuis à d'autres médecins de la Renaissance, — rentre assez dans les goûts de maître François pour les adjectifs tirés du grec. Mais ce qui semble une preuve quasiment matérielle, c'est la présence du *syringotome* et du *glottocomon* de son invention, au milieu d'une traduction qu'il faudrait attribuer à autrui. Rabelais s'avoue ouvertement l'inventeur des deux instruments qui sont une conséquence, ou plutôt un complément du texte. L'inventeur est né du traducteur, cela paraît naturel et logique.

Une considération, non moins grave, vient se joindre aux précédentes et décider en faveur de Rabelais. Son style paraît se trahir à des signes suffisamment caractéristiques dans les préfaces qui ouvrent le quatrième et le treizième livre (1) : le huitain, déjà cité, respire beaucoup de cet embarras que Rabelais éprouvait dans la facture poétique. Afin de mettre la critique littéraire en état de se prononcer ou tout au moins d'émettre une opinion, je transcris les deux morceaux.

PRÉFACE DU LIVRE IV

Philiatros au lecteur, salut.

Amy lecteur, Quintilian, en son premier livre de l'Institution oratoire, recite comment philosophie et eloquence sont conjoinctes par nature, et unies ensemble par office et action. Neant-

(1) Le rédacteur du catalogue d'Avenas avait été frappé déjà de ces affinités de langage. « On a bien signalé, dit-il, la figure du *Glottocomon*, mais on n'a pas remarqué que le style de Rabelais se caractérisait à chaque phrase. Il n'y a que Rabelais qui ait pu écrire la préface qui commence ainsi :

« Amy lecteur, Quintilian, etc. »

« Philiatros n'est donc autre que Rabelais et nous avons là une de ses *œuvres françaises* les plus intéressantes ; mais il en est d'autres à découvrir, ainsi que ses *œuvres toscanes.* »

moins l'estude de philosophie et eloquence a esté separé l'un de l'autre, tellement que la negligence des hommes a faict qu'ilz semblent estre plusieurs ars, et sciences diverses. Et rend la raison pourquoy : car depuis que la langue et eloquence a commencé de s'adonner a la practique, je dis lucrative exercitation, et qu'on a abusé des biens et graces d'eloquence, on a abandonné et du tout délaissé la cure des vertus et bonnes meurs : qui est la vraye philosophie, laquelle de sa propre nature doit estre conjoincte a eloquence. Ensuyvant la sentence de Quintilian je dis semblablement que les parties de l'art de medecine c'est assavoir dietetique, pharmaceutique et chirurgie, sont tellement compliquées et connexées ensemble, que nullement ne pourroient estre separées l'une d'avec l'autre, sans le dommaige et grand detriment de toute la profession medicinale. Car l'une est aydée, parfaicte et consommée par les autres, en sorte que l'une sans l'autre cloche et vacille. Toutesfois aujourd'hui (je ne sçay si c'est par negligence, ou a cause de la practique lucrative, a laquelle la plus grande part des medecins estudient plus que a la theorique, qui n'est autre chose sinon la parfaicte et entiere congnoissance des maladies et temperatures des corps humains, avec les facultez et vertus des medicamentz, dont est prise l'indication curative) on separe les dictes parties de medecine, desquelles la premiere est demeurée à ceux que le vulgaire appelle medecins. La seconde aux apoticaires, dont ils retiennent le nom des pharmacopoles.

Et la tierce est demeurée aux chirurgiens. Tellement que aujourd'huy le medecin se fie du tout ou a peu près aux apoticaires, en la congnoissance des simples medicaments : laquelle est si necessaire, qu'on ne sçauroit bien composer, ne bien user des medicamens jadis composez sans icelle. Et quand à la chirurgie (qui est sinon manuelle operation) les medecins l'estiment une chose trop vile et indigne de leur profession, et non seulement ladicte manuelle operation, laquelle Hipocrates et Galien n'ont eu honte de traicter et exercer, mais aussy la methode de curer les ulcères, et tumeurs contre nature a esté par eux delaissée : en sorte que les barbiers et chirurgiens en sont aujourd'huy plus studieux que aulcuns medecins. Qui est la cause pourquoy j'ay traduit de latin en françois ce quatriesme livre de la Methode de Galien, esmeu du grand et ardant desir que jay cogneu estre esdictz chirurgiens de sçavoir quelque chose : esquelz je desirerois fort la langue grecque ou latine, a celle fin qu'on ne print pas ceste peine de leur traduire, aussy pource que chascune langue a sa propriété, tellement qu'on ne peult pas exprimer beaucoup de choses en françoys si bien qu'elles sont escriptes en grec ou latin, priant le lecteur prendre nostre present labeur en bonne partie.

PRÉFACE DU LIVRE XIII

Le translateur au Lecteur, salut.

Amy lecteur, après que Galien a traicté la

Methodique curation des playes et ulceres, aussi des fractures, c'est assavoir au troysiesme livre, des ulceres caves; au quatriesme, des ulceres malings; au cinquiesme, des ulceres des veynes et arteres, en faisant mention du flux de sang; au sixiesme, des playes des nerfs et du ventre, en apres des fractures, Conséquemment, au treziesme et quatorziesme, il traicte des tumeurs contre nature, aussi des apostemes que les Latins appellent *abscessus*. Lesquels livres sont grandement necessaires aux chirurgiens. Car quant est des autres six livres qui s'ensuyvent apres le sixiesme jusques au treiziesme, est traictee la matiere des intemperatures, au nombre desquels les fiebvres sont contenues, ou apres les maladies que les Grecs appellent symptomes, et principalement au douziesme livre. Pour ceste cause, nous avons omis la translation des six livres dessusdictz, considerant que c'est matiere plus convenable aux medecins que chirurgiens. Je dys plus convenable. Car d'autant que l'art de medecine est divisé en troys parties, l'une ne peult être separee de l'autre, sans le dommaige et grand detriment de toute la profession medicinale, ainsy que nous avons plus a plain demonstré en l'epistre liminaire du quatriesme livre, par ceste raison la consideration et congnoissance des temperatures et intemperatures n'est pas impertinente aux chirurgiens methodiques. Car aussi, commé Galien dict tant souventes foys, en disputant contre Thessalus et ses disciples, l'on ne sçauroit curer par methode (c'est a dire voye rationale) une playe, ou ulcere, ou fracture, sans sçavoir la nature des parties du corps humain : c'est assavoir la nature des parties simples, laquelle gist en la symmetrie et commoderation du temperament ; et la nature des parties composées laquelle consiste en la composition, nombre, magnitude et figure desdictes parties simples. Neantmoins pour ce qu'il se faut accommoder a la coustume du pays, ainsi que faysoit Galien, lequel comme il recite au sixiesme livre de la Methode, ensuyvant la maniere de la cité de Rome, en permettant la curation des fractures aux chirurgiens, pour ceste cause lesdictz chirurgiens se contenteront des livres où est traictée la cure des playes, ulceres et fractures, et autres operations manuelles dont ilz ont prins leur nom, en permettant aux medecins les autres livres, et excuseront notre translation, laquelle si je congnoys leur estre agreable jay bon desir, Dieu aidant, de faire davantaige en tout ce que je verray leur estre utile.

Certes, il y a dans ces deux morceaux, dans le premier surtout, une largeur de vues et un corps d'idées où se reflète la philosophie rabelaisienne. J'y remarque surtout un détachement des rivalités professionnelles entre chirurgiens et médecins, qui est bien dans l'esprit du savant, préoccupé avant tout du triomphe de la vérité.

Celui qui parle est bien l'homme du *huitain*, travaillant

Au fruict commun plus que privé prouffit,

et dans cet ardent désir d'être utile sans intérêt personnel, Rabelais tout entier se peint. Les points de contact ne s'arrêtent pas là. Dans le ton du discours et dans la bonne ordonnance de la phrase on trouve la gravité émue de Rabelais lorsqu'il aborde un sujet sérieux où se débat un intérêt de méthode. On relève, il est vrai, à la fin de la deuxième préface, une construction vicieuse indigne de l'écrivain à qui la langue française doit tant de tours originaux et de l'érudit à qui la langue latine avait livré les secrets de sa grammaire, mais il la faut certainement attribuer à une erreur de typographie (1).

Voilà pourtant une tache qui donne à réfléchir ! On sent déjà qu'il ne faut pas

(1) Il s'agit de ce sujet égaré dans la phrase, sans relation avec le verbe : « ...Galien, lequel, ensuyvant la manière de la cité de Rome, *en permettant* la curation des fractures aux chi-

être trop affirmatif et qu'en restituant le livre à Rabelais on risque de confondre le sceau d'une époque avec la marque d'un homme. Il y avait à Lyon des médecins distingués, versés dans la connaissance de l'antiquité, et fort capables de populariser Galien ; parmi ceux-là, un ami de Rabelais, Jean Canappe, et un de ses anciens condisciples à Montpellier, Pierre Tolet. Il n'apparaît pas cependant que Jean Canappe se soit occupé de la *Thérapeutique*. Selon les bibliographes, il n'a traduit de Galien que deux livres *des Simples* et ceux du *Mouvement des muscles* et de l'*Anatomie des os*. Pour Tolet, il s'est voué principalement à Paul d'Egine.

Revenons à Canappe et voyons si ce n'est pas l'homme que nous cherchons. Dans la pratique, Canappe tourna spécialement ses efforts à l'éducation des chirurgiens lyon-

rurgiens, pour cette cause lesdits chirurgiens se contenteront, etc.... » De nombreuses fautes typographiques altèrent le texte de cette préface où Philiatros avait, sans nul doute, écrit à la place de *en permettant* « permettait ».

nais. Dès 1538, il était lecteur en chirurgie à Lyon, et il publiait une traduction française du fameux *Guidon* de Cauliac, avec additions et corrections, chez Guillaume de Guelques, traduction imprimée par le même Barbou, dans les mêmes caractères que celle de Galien par Philiatros. Dans la préface, il proteste de son attachement pour Galien dont il ne veut pas trop célébrer les louanges pour ne point paraître « trop affecté en la vraye et entière doctrine galénique et ne pas encourir l'accusation d'être dit suspect en la matière ». Il termine comme Philiatros, « priant le lecteur docile et benevole prendre ce labeur en bonne partie ». Mettons qu'il n'y ait là qu'une rencontre de sentiments entre deux fanatiques de Galien, et poursuivons.

En 1542, Canappe donne chez Dolet une traduction française de *Deux livres des simples de Galien*, le Ve et le IXe. La préface contient encore plus de ressemblances avec celle du *Quatriesme livre de la thérapeutique* que celle-ci n'en offre avec le style ordinaire de Rabelais. Canappe y dit notamment qu'il s'est mis depuis quelque temps à interpréter « aucuns livres de Galien nécessaires à tous chirurgiens » non pour servir à ceux qui entendent les lettres grecques et latines, mais pour profiter à ceux qui en sont dépourvus,« lequel proffit, commun doibt toujours être préféré au particulier. A cause de quoy, — ajoute-t-il, — j'ai délibéré de poursuyvre ma première entreprinse, c'est-à-dire ne rien omettre de ce que verray estre necessairement requis à ung chirurgien ». Outre ces déclarations empruntées à Philiatros, il cite comme lui le Ier livre de l'*Institution oratoire* de Quintilien; comme lui enfin il adjure à la fin le lecteur de faire acte de foi galénique. « Te priant, lecteur, perseverer en ton bon propos de toujours verser en la bonne doctrine galenique. » Canappe fait de Galien sa chose, et du français sa langue scientifique (1). Cette traduction du livre des *Simples*

(1) « Nec est quòd molestè feras superioribus diebus gallicè a nobis versum Galeni libellum de Ossibus in lucem prodiisse, » dit-il dans l'Epitre dédicatoire à Rondelet.

avait été précédée du livre des *Os* et de celui des *Muscles*, ce dernier chez Dolet, au mois de mars 1541. Et dans l'Épître dédicatoire à Guillaume Rondelet, le grand médecin de Montpellier, Canappe, censure les confrères qui trouvaient mauvais, au point de vue étroit de la profession, *qu'il eût livré au public une traduction française de quelques livres de Galien :* « Je ne suis pas le premier auteur de ce travail, poursuit Canappe ; des hommes savants m'y ont précédé et non sans succès, l'un en traduisant en français le second livre de l'Art curatoire à Glaucon, l'autre, le troisième de la Méthode thérapeutique à Hiéron (1) ». Voilà qui est clair, je suppose, et Canappe corrobore à tel point l'aveu de Philiatros :

> Auparavant ung insigne docteur
> Nous avoit fait du tiers francs et delivrez

(1) Cujus ego laboris primus author non exstiti, quando priores me viri non indocti hoc præstiterunt, neque citra successum : quorum alter secundum artis Curatoriæ librum ad Glauconem, alter tertium Methodi therapeuticæ ad Hieronem, gallice jam reddiderat.

qu'il est quasiment permis de proclamer leur identité (1). Au surplus, et comme si rien ne devait manquer à la démonstration, on lit dans les Commentaires que Canappe a écrits sur Gui de Cauliac sous le titre de *Fleurs du Grand Guidon* et dont les bibliographes font remonter la publication à 1532, cette phrase caractéristique reproduite textuellement par Philiatros : « Les parties de medecine, c'est à sçavoir Dietetique, Pharmaceutique et Chirurgie, sont tellement connexées et conjointes ensemble que aucunement ne peuvent estre separées l'une de l'autre sans le dommaige et grand detriment de toute la profession médicinale. Car l'une est aydée et consommée par les autres, en sorte que l'une sans les autres est imparfaite. » Il ne faut même pas songer à voir Rabelais dans l'*insigne docteur* qui

(1) Le livre des *Muscles* est accompagné d'une épitre semblable aux précédentes : « Le translateur au lecteur, salut! » qui commence par ces mots : « Amy lecteur, » et renouvelle les mêmes déclarations, à savoir que l'art de médecine et de chirurgie « ne gist pas à la congnoissance des langues grecque ou latine. »

nous a fait *francs et delivres* du Tiers livre de la Thérapeutique. Canappe vise un traducteur beaucoup plus ancien, ainsi qu'il en témoigne en ce passage des mêmes *Commentaires*... « Vous avez ledict livre traduit *longtemps a* par un homme bien savant et fidèle interpreteur (selon mon jugement). Qui le voudra lire et relire ne perdra pas son temps. » Enfin, pour dissiper à jamais l'erreur, voici le passage suivant extrait de la préface mise par Canappe en tête de l'*Anatomie des os, autheur Galien*, parue chez Dolet en 1541 et dans lequel il dit : « Pour ce que les livres dessus ditz n'estoient suffisantz... je me suis enhardy de poursuyvre ce qu'ils avoient entrepris et de continuer conséquemment la traduction des autres livres : « c'est assavoir du *quatriesme, cinquiesme et sixiesme de la dicte Methode therapeutique* : pour avoir plus entière et seure cognoissance des playes, ulcères et fractures. *Item* le *trezieme* et *quatorziesme*, pour mieulx entendre la matiere des tumeurs contre nature et apostemes. » Je m'arrête. La preuve est faite, et persister à grossir de ces traductions l'œuvre médicale de Rabelais serait enrichir maître François des dépouilles de maître Jean (1).

(1) La traduction de Philiatros a eu du succès. Sous le nom de C. M. Iatrophile, un médecin champenois en donne trois éditions successives dédiées à son père, Adam Charles, en 1554 (Paris) et 1558 (Lyon), sous ce titre : *Les six principaux livres de la Thérapeutique de C. Galien, avec le deuxiesme de l'art curatoire à Glaucon, auquel est adjousté le livre des Tumeurs contre nature, nécessaires à tous chirurgiens*. Le fils d'Adam Charles n'y a aucune part : il copie textuellement la traduction de Philiatros.

V

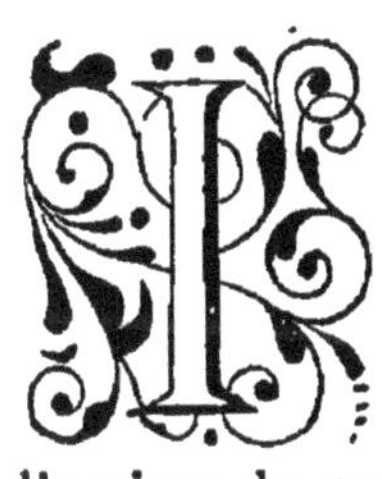

IL ne faut pas demander à un chirurgien du seizième siècle ce qu'on est presque en droit d'exiger d'un chirurgien du dix-neuvième. Ce serait nier l'action du temps sur le progrès.

Pour comprendre l'enthousiasme que la science de Rabelais excitait chez les contemporains, et l'immense réputation qui s'attachait à son nom, on doit tenir compte de l'état de convalescence où étaient toutes sciences et des efforts que tentait un petit groupe d'esprits aventureux pour arracher la médecine aux ténèbres du moyen-âge. Rabelais, par son commerce avec le grec, était mieux placé que personne pour renouer la chaîne des traditions dont nos deux civilisations mères, la grecque et la romaine, avaient autrefois consacré la vertu avec Hippocrate et Galien.

Or, au commencement de la Renaissance, les vieillards de Cos et de Pergame, — les grands ancêtres à barbe cannelée, — représentaient, quoique morts plusieurs centaines d'années en deçà, la thérapeutique la plus avancée. Connaissant à fond leur langue et vivant dans leur familiarité, Rabelais leur empruntait un reflet de hardiesse et de nouveauté, qui augmentait encore l'éclat de son expérience personnelle.

Examinons donc ce que valait, en soi et pour l'époque, le glossocomion de Rabelais. Recherchons d'abord quel était, avant lui, le traitement en vigueur dans le cas qui nous occupe. C'est une histoire fort embrouillée que celle des appareils dont on se servait autrefois pour la réduction des fractures, et Malgaigne, à qui ce sujet échut au concours pour la chaire de médecine opératoire, fut obligé de s'en tenir plus spécialement aux instruments dits de *contention* (1). Mais si obscure qu'elle soit, pour l'infinie variété de la matière, de la forme et de l'emploi, la construction de ces appareils se rattaché toujours au même principe, et à toutes les époques l'objectif du chirurgien a été : tantôt d'assujettir à l'aide d'*appareils fixes* le membre fracturé pour obvier aux déplacements, tantôt de le ramener progressivement à l'état normal par des *appareils extenseurs* pour combattre le chevauchement ou le raccourcissement et éviter la difformité du cal.

Malgaigne distingue bien ces modes de traitement qui donnent lieu à deux catégories d'appareils. Parmi les appareils de contention, il range les *gouttières,* les *boîtes* ou *caisses,* les *hamacs*, les *planchettes,* les *doubles plans inclinés* et les *lits à fractures* « dont l'histoire est restée jusqu'à présent ce qu'il y a de plus embrouillé en matière

(1) *Recherches historiques et pratiques sur les appareils employés dans le traitement des fractures en général.* (Paris, 1841, in-8.)

chirurgicale. Les *caisses* ou boîtes diffèrent elles-mêmes des gouttières en ce qu'elles présentent un fond uni avec deux parois latérales planes et parallèles. Galien en décrit une sous le nom de *glottocome* et remarque qu'elle devait être assez étroite pour qu'en la garnissant de laine la jambe fût tenue bien ferme et ne pût se mouvoir. Mais ce moyen ne tarda pas à tomber en désuétude; et je n'en retrouve plus de mention jusqu'à Ambroise Paré, qui les appelle des *quesses.* » On se gardera donc bien de confondre ce *glossocomion fixe* avec le *glossocomion extenseur* que nous décrirons tout à l'heure.

Mais laissons de côté les appareils opérant par pression ou par contention, et passons à ceux qui opéraient par extension permanente dans le traitement des fractures en général. Hippocrate avait senti la nécessité de l'extension et même il avait inventé pour la jambe un appareil d'extension permanente « que les copistes postérieurs ont rendu par une figure ridicule conservée encore dans nos éditions les plus modernes ».

(Malgaigne, *Traité des fractures.*) D'autre part, Galien nous apprend que de son temps un médecin de Pergame avait construit pour le fémur un appareil extenseur fort bien imaginé vraiment. Enfin, si nous examinons les traités de médecine arabe et ceux du moyen âge, avant Gui de Cauliac qui a fixé l'état de la science en son *Guidon de chirurgie,* nous trouvons des indications plus ou moins vagues dont on peut inférer que l'extension ne fut point ignorée de certains praticiens.

Au chapitre de la *Cure générale des fractures,* où il a résumé les règles de l'art, Cauliac s'appuye tantôt sur Galien, tantôt sur Avicenne, et préconise un système mixte où les attelles, les bandages et les appareils extenseurs ont leur place. Ambroise Paré n'a guère fait que de reproduire le passage où G. de Cauliac recommande l'emploi des lacs ou instruments qu'enseigne Hippocrate cité par Galien, au cas où deux aides ne suffiraient pas à égaliser les os rompus. Quant à la forme de ces instruments, « je croy, dit-il, que ce soyent boys courbez avec coulonnes, comme enseigne Albucrasis, ou faictz en la manière d'espingolles comme avoyt icelluy de Lunel... ». L'extension opérée, Cauliac recommande les *instruments mechaniques* propres à l'assujettissement du membre et les ligatures plus ou moins serrées jusqu'au dixième jour environ. Puis venaient les baumes, onguents et cataplasmes. Voilà pour la pratique ordinaire.

Mais lorsque Cauliac en arrive aux *fractures de l'os de la cuisse* et qu'il examine les traitements antérieurs au sien propre, il est facile de voir que les chirurgiens du moyen âge ignoraient l'emploi du glossocomion et que l'instrument de Galien était tombé en désuétude.

A ce point de vue spécial, les praticiens antérieurs à Rabelais procédaient généralement par extension manuelle, puis ils appliquaient des attelles maintenues par des liens circulaires.

Guillaume de Salicet en voulait sept ou huit. Auparavant Albucasis n'en mettait que trois : dans son système, la jambe était liée à la cuisse, de manière que le talon touchât les fesses. Cauliac y répugne, malgré l'autorité de Rogier, Albucasis et Guillaume. Maître Pierre l'appuyait cousue et liée à un matelas de paille de la longueur du pied (1); à quoi consentent Avicenne et Brun. Roland la fixait sur des attelles de la longueur du pied. D'autres, comme Lanfranc, l'emprisonnaient liée dans une *caisse* de la longueur du pied. Les méthodes de Rogier, de Romanus et de Théoderic ne sont que des succédanées de celle-là ; Gui de Cauliac y ajoutait des charges de plomb. Tous appareils assez barbares (si on les compare au glossocomion de Rabelais) et dont la réunion dans un musée donnerait le frisson qu'on éprouve devant des instruments de torture.

(1) On entendait par le mot *pied* la totalité du membre inférieur.

VI

La réduction des fractures du fémur en était à ces procédés, lorsque, vers 1532, la communauté des études mit en présence Jehan Canappe, alors occupé à traduire les livres de Galien nécessaires à la chirurgie, et Rabelais qui venait d'être nommé médecin en chef de l'Hôtel-Dieu de Lyon. C'était un vaste champ d'observation qu'un pareil hôpital, dans une ville agitée par un perpétuel mouvement de bandes guerrières et ravagée à chaque instant par de cruelles épidémies. Pendant que Canappe travaille à l'établissement d'une théorie chirurgicale selon Galien, Rabelais, frappé à la fois des inconvénients qui résultent des appareils agissant par contention et des instruments à extension mal réglée, reconstitue, d'après les indications du texte grec, l'ingénieux glossocomion. Nul doute pour nous qu'il ne soit l'auteur du dessin que nous reproduisons ici. Dans tout médecin enseignant il y a un artiste capable de manier, sinon le crayon, du moins la craie. Il n'en est guère qui ne sache reproduire fidèlement, dans les démonstrations au tableau, les formes anatomiques que son œil a perçues. Or, c'est un point avéré que Rabelais dessinait joliment et mieux qu'il ne faut pour tracer les lignes d'instruments peu compliqués comme le glossocomion et le syringotome. Les anatomistes du seizième siècle n'avaient pas tous, comme Vésale, un Van Calcar sous la main, et, pour les dessins essentiels, ils se contentèrent souvent de leurs talents naturels.

Tout récemment encore, n'avons-nous pas vu M. le professeur Farabeuf obligé de

La Figure de Glottocomon.

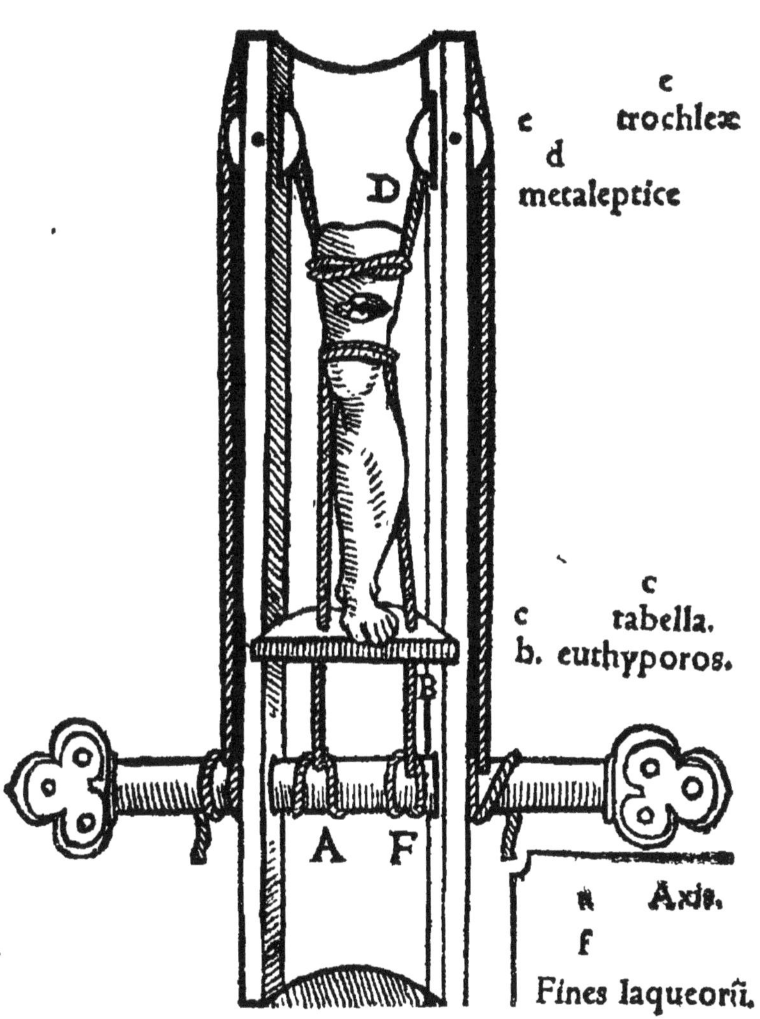

GLOSSOCOMION DE RABELAIS

dessiner de sa propre main les figures qui accompagnent son *Précis de manuel opératoire*, et confesser, à la honte des dessinateurs de profession, qu'il en avait vainement cherché un « capable de représenter plusieurs mains attelées en même temps à la même manœuvre opératoire »?

A l'égard du glossocome ou glottocome (on employait indifféremment les deux termes), l'extrait suivant du passage auquel il s'applique nous dispense d'une description plus ample: « . . . . . Touchant les organes et instrumentz que l'on mect par dessoubz les fractures des jambes, lesquelz sont nommez par les Grecz *solenes*, desquelz toutesfois Hippocrates a doubte, assavoir s'il en falloit user ou non, ilz sont notoires a tous et j'estime que les raisons sont louables. Quant a l'instrument nommé *glossocomion* qui a été inventé par les neotériques et modernes, et duquel nous usons au temps que le pore se doit engendrer, nous l'estimons estre digne de louange, autant que autre semblable instrument et machine. Toutefois il semble que Hippocrates ne l'a point congneu, combien d'ailleurs qu'il feust tres diligent a excogiter les organes utiles. Mais l'instrument lequel on mect soubz les fractures des jambes a esté merveilleusement bien inventé par iceulx, lequel au moyen d'un seul aysseau situé à la partie inférieure sur la fin de l'instrument, faict un effort contraire à tout le membre par double tension. L'une des parties, celle qui extend le membre droitement, se nomme en grec *euthyporos*, c'est à dire procedant en droite figure. Et l'autre partie, qui attyre premierement en hault et puis en bas, elle est dicte en grec *metaleptice*, qui est autant a dire comme translative. Et toutes deux sont faictes par tours et circuitions de lacqz. Outre plus le lacqz le plus apte et idoyne a cest usaige est celuy lequel a deux bouts qui restent. Quand donc ce lacqz est mis aux parties qui sont soubz la fracture du membre, il faict la premiere tension dicte *euthyporos*, c'est assavoir quand les bras du dict lacqz environnent l'aysseau. Mais quand ledict lacqz est appliqué ès parties qui sont sur la fracture, il faict la tension dicte *metaleptice* en grec, c'est assavoir en tournant ses bras en hault premierement, et puis en bas, car il les fault aussi environner autour de l'aysseau. Or il convient faire le tour et comme flexion des bras dudict lacqz despuis les parties supérieures, jusques aux inferieures, par poullyes, lesquelles sont situées ès costes de l'instrument dit *glossocomion* ou *glottocomon*. Il te sera licite d'appeler cette machine *solene* ou avec adjection *solene mechanique* ou *glottocome mechanique*. Mais nous parlerons plus longuement des instruments quand nous ferons mention des luxations, c'est a dire dislocations. La où aussi nous ne traicterons pas moins de la diuersité des ligatures qu'on applique par dessus. Mais a présent, puisque j'ay faict mention du *solene mechanique*, lequel instrument convient le plus à la jambe, et quand on la remet en son habitude naturelle, et encore plus, quand le malade change de lict ou aussi quand il va à la selle, ce ne sera pas hors de propos et a celle fin que nous en parlions entierement, louer beaucoup plus l'autre instrument dict *glottocomion*, du-

5.

quel l'un des costez est mobile, semblablement la petite table, où ils mettent le pied, est mobile, a celle fin que ledict instrument convienne a toute magnitude de membre..... »

A la méthode rationnelle préconisée par Rabelais, opposons, par esprit de comparaison, celle de son contemporain Paracelse (1) en qui des fanatiques voyaient l'âme de toute médecine et l'incarnation de toute chirurgie.

Les détracteurs de Paracelse, — ils avaient beau jeu d'ailleurs, — ont eu tort de dire qu'il prétendait guérir les fractures sans moyen autre que les emplâtres et cataplasmes. Il exige que les fractures soient bandées et médicamentées deux fois par jour, à l'instar des plaies ordinaires; il proscrit les attelles et les coussinets comme fauteurs de phlegmons et ulcères, mais il recommande certains instruments qu'il avait inventés, « c'est assavoir des cercles de

(1) La *Grande Chirurgie de Paracelse*, traduite par Claude Dariot. Ch. 4 du IIIe traité de la première partie. (Lyon, 1593, in-4.)

fer attachés à des vis, comme l'avons monstré à aucuns de nos disciples et qui ne se peuvent aisement declairer par escrit, avec lesquels tu conserveras les rompures après qu'elles sont remises fort aisément en leurs places. » Tout charlatan qu'il fût, il essaya de combattre les accidents inflammatoires que les instruments de contention communiquent au membre. « La cause pourquoy nous desirons qu'on n'attelle point le membre est que nous les pouvons mettre et remettre difficilement (les attelles) sans oster l'os de la place en laquelle il avait été remis : avec ce que l'usage des attelles requiert une forte et estroicte ligature, et la quantité et force d'icelles excite presque toujours des intempératures et phlegmons ...d'où il advient puis après qu'on demeure boiteux ou que le membre demeure courbe. »

Paracelse peut donc à la grande rigueur être lavé de l'accusation d'avoir cru à la réduction des fractures par les cataplasmes et emplâtres. Il est vrai qu'il croyait peu à l'efficacité de ses *cercles de fer attachés à des vis,* et considérait « qu'il y avait pas fort grand artifice à guérir les rompures des os, particulièrement en ceux qui sont jeunes, esquelles la simple racine de consolde cuite, broyée et appliquée sur le mal engendre le callus : *item* les serpentines, sarrasines cuites dans le vin, ou les huiles, baumes, onguents et vulnéraires » qu'il avait coutume d'employer.

Quoique Paracelse revendique l'invention des anneaux de fer, c'est un de ses commentateurs, Claude Dariot, médecin de Beaune, qui paraît les avoir appliqués le premier. Paracelse n'en décrit pas la façon, « ains dit l'avoir enseignée à ses disciples, qui ne nous les ont encore revelez, ajoute Dariot dans ses annotations, car si aucuns d'eux les ont, ils les tiennent si secrets que je n'en ay peu rien descouvrir, ce qui m'a travaillé par longues années. »

Dariot eut l'idée de combler cette lacune en inventant un instrument extenseur qui repose sur les indications sommaires de Paracelse. Il se composait de deux anneaux de fer, plats par dedans, larges d'environ un pouce, et composés chacun de deux pièces,

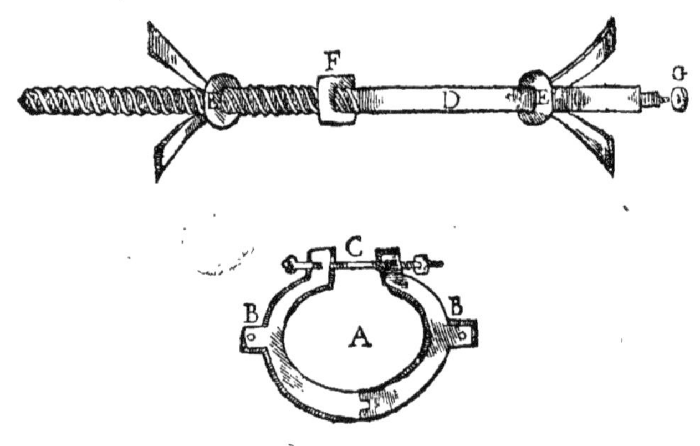
F
D
E
G
C
B
B
A

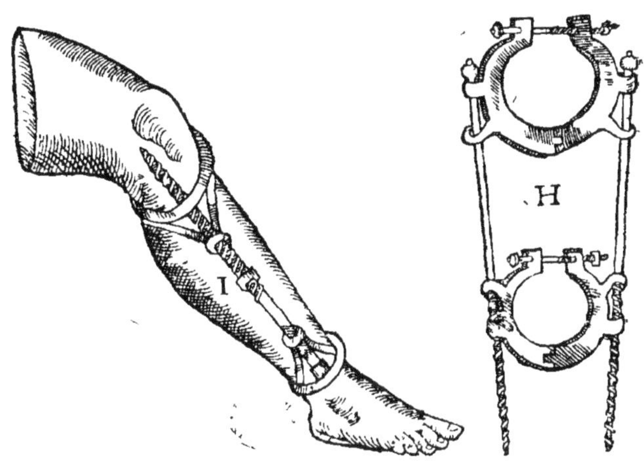

Vis et anneaux de Paracelse

lesquelles étaient attachées ensemble par le moyen d'une charnière pour les ouvrir et fermer à l'instar des entraves qu'on met aux pieds des chevaux. Il les faisait fabriquer de diverses grandeurs selon les dimensions des membres auxquels ils s'appliquaient, mais tous inclinaient à la forme ovoïde. Un écrou permettait de les serrer à volonté. Deux verges de fer, reliées également par des écrous, s'adaptaient perpendiculairement aux anneaux pour les maintenir dans une immobilité complète. N'allons pas plus loin : la légende des figures reproduites ici est suffisamment explicite.

A représente l'un des anneaux.

BB sont les appendices latéraux, tous deux percés pour recevoir la pointe des verges.

C est la vis garnie d'un écrou qui permet de la serrer à volonté.

D représente l'une des verges de fer.

E montre les deux potences pour soutenir les anneaux carrément.

F montre l'écrou destiné à hausser l'anneau à volonté.

G est le petit écrou avec lequel la verge de fer est fixée à l'un des anneaux.

H montre les anneaux agencés avec les verges et potences, c'est-à-dire l'appareil monté.

I représente l'appareil adapté à une jambe cassée.

Avant d'adapter l'appareil, Dariot le garnissait de coton, de soie ou de linges pour éviter au membre une compression trop pénible. Après quoi, à l'aide des écrous garnissant les potences, il opérait l'extension jusqu'à ce que les os disjoints fussent rapprochés en leur figure naturelle, et au fur et à mesure du traitement, il desserrait l'appareil pour l'application du médicament. Il est difficile de ne pas être frappé de l'incommodité d'un tel instrument, des difficultés qu'il fallait pour l'application, enfin des dangers que cette application présente. On peut dire que l'imitation de Paracelse avait précipité Dariot dans un système qui réunissait à la fois tous les inconvénients de la contention et tous ceux de l'extension permanente.

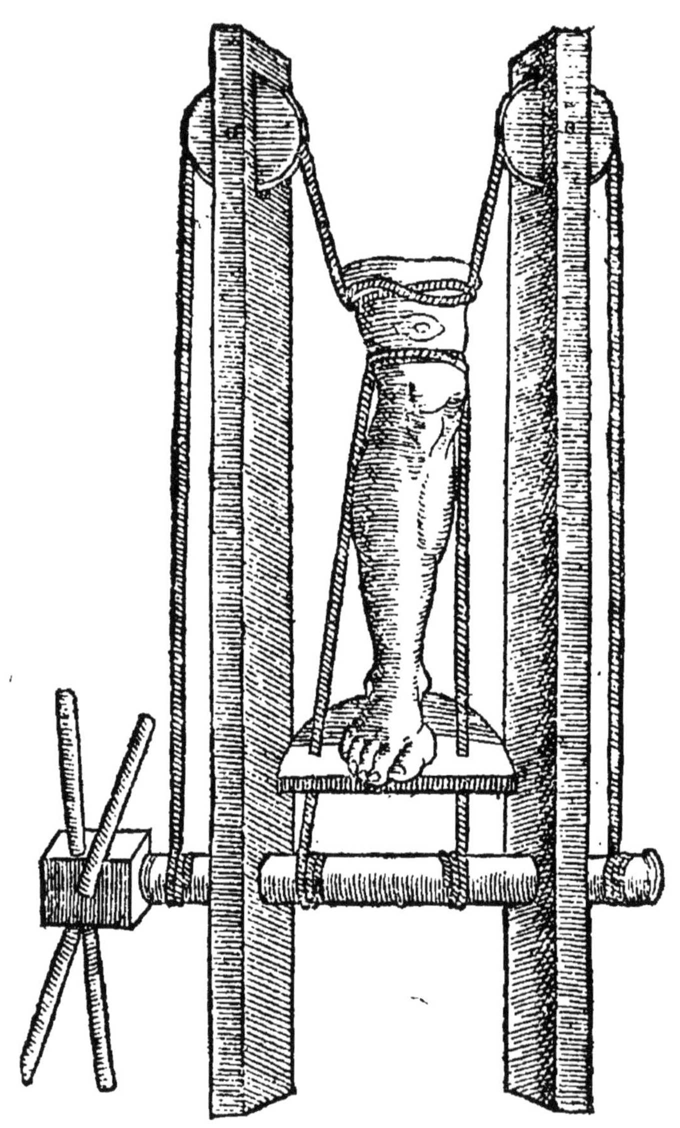

GLOSSOCOMION D'A. PARÉ

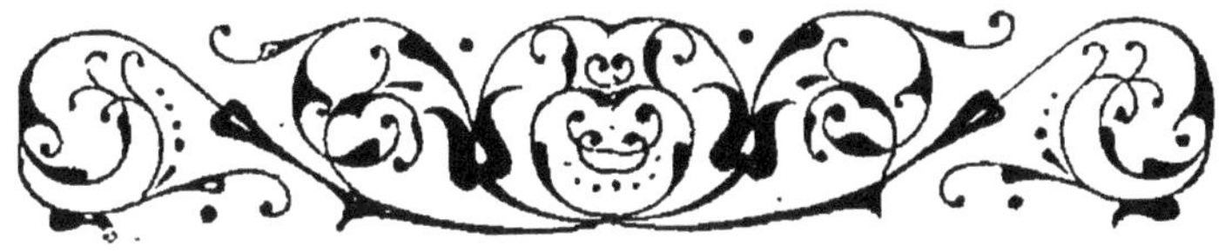

VII

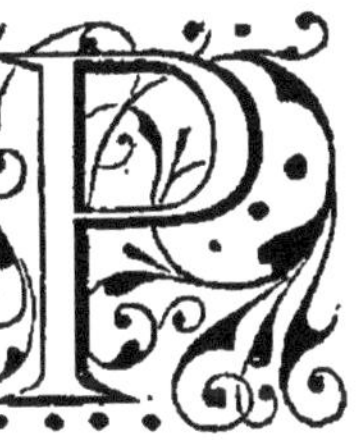AR cet examen du système des anneaux mobiles avec celui du glottocome, on a pu se convaincre que Rabelais s'était rapproché de la vérité en s'appuyant sur Galien. Il en était plus voisin que ne le furent Paracelse et Dariot dont les tâtonnements sentent encore le moyen âge. En somme, le traitement renouvelé des Grecs et l'appareil de Rabelais ont prévalu pendant tout le seizième siècle pour la réduction des fractures du fémur.

C'est cette méthode qu'Ambroise Paré s'est appropriée. Il est certain, en effet, que l'emploi du glossocomion ne demeura pas dans la pratique personnelle de Rabelais et se généralisa, quoique l'invention elle-même ait échappé à l'écrivain le plus autorisé dans l'histoire des fractures, à Malgaigne. Au surplus, le défaut capital de Malgaigne, quant au rôle anatomique du seizième siècle, est de tout rapporter à Paré. Or, le glossocomion dont parle maître Ambroise et la figure qu'il en donne dans ses *Œuvres* (1), à la différence des clefs de l'*axis* (il n'y en a qu'une dans Paré), correspondent, quasiment trait pour trait, à l'invention de Rabelais. Jugez-en par la comparaison.

D'ailleurs, rendons cette justice à Paré qu'il a bien entendu la réduction des fractures en général. Dans son premier livre, *Introduction à la chirurgie*, il s'emporte fort gravement contre les fâcheux qui affirmaient pouvoir remettre par paroles les os fracturés et luxés, à la condition de savoir le nom et d'avoir la ceinture du blessé. Cette imposture le révolte d'autant plus

(1) Quinzième livre, *Des fractures*.

que les machines inventées par les anciens et appelées glossocomes sont dans certains cas inefficaces.

Au regard du glossocome, il l'employait d'après le précepte des anciens, dans les fractures des extrémités de l'os de la cuisse, au cas de contraction excessive des muscles. Pour réduire cette fracture, le vieux chirurgien couchait le blessé sur le dos, la jambe étendue, et, avec deux aides, il tirait sur la cuisse pour aboucher les os disjoints. S'il échouait, il avait recours au glossocomion. « En lieu d'iceluy, dit Paré, on peut pareillement s'aider de nostre mouffle : car Hippocrates permet la tension si grande que mesme il bande sans avoir rejoint les os, parce que où le muscle est plus puissant que le bandage, aisément les os se remettent par la contraction du muscle (1). »

Quant au *mouffle* susdit, il est permis d'interpréter la discrétion de maître Am-

(1) M. de Saint-Arroman, père d'un de nos confrères de la presse parisienne, a écrit d'excellentes observations sur certaines fractures et sur les bandages qui leur conviennent.

broise en ce sens que c'est un équivalent du glossocomion lui-même.

On comprendra que je ne suive pas les transformations du glossocome à travers les âges jusqu'à la présente année. Il suffira de faire observer qu'à partir de la restauration des appareils à extension permanente pour la réduction des fractures de la cuisse, et notamment au dix-huitième siècle et au commencement du dix-neuvième, tous les systèmes de traction se confondent, se pénétrant et s'empruntant mutuellement des détails qui les rattachent à une commune origine, en dépit des réclamations des inventeurs. En tout ceci, il n'y a guère que l'appareil de Galien qui ait le mérite de l'originalité ; en le renouvelant, à la renaissance des sciences anatomiques, Rabelais a tracé la voie aux praticiens postérieurs et beaucoup l'ont imité qui ne s'en doutaient mie.

Les méthodes actuelles ont conservé les traits généraux des anciennes. C'est toujours par l'*extension* et la *contre-extension* que le chirurgien arrive à la *coaptation* qu'il maintient par un bandage circulaire et par la traction continue. Seulement les points d'appui pour ces manœuvres ont été éloignés du lieu de la fracture. On agit sur les deux extrémités du membre inférieur, au bas de la jambe et au coup de pied d'une part, de l'autre, à sa racine. Mais, quand le chevauchement exagéré ou la contraction musculaire mettent obstacle à la réduction immédiate de la fracture, on ne cherche plus à en triompher par l'obstination d'un appareil, mais en fatiguant le muscle par la traction continue d'un poids étonnamment léger (500 gr. à 2 kg.). C'est, en somme, la même action, mais plus douce, plus patiente, moins douloureuse enfin.

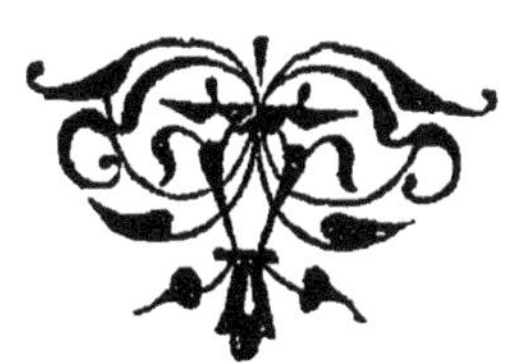

SYRINGOTOME DE RABELAIS

Siryngotome.

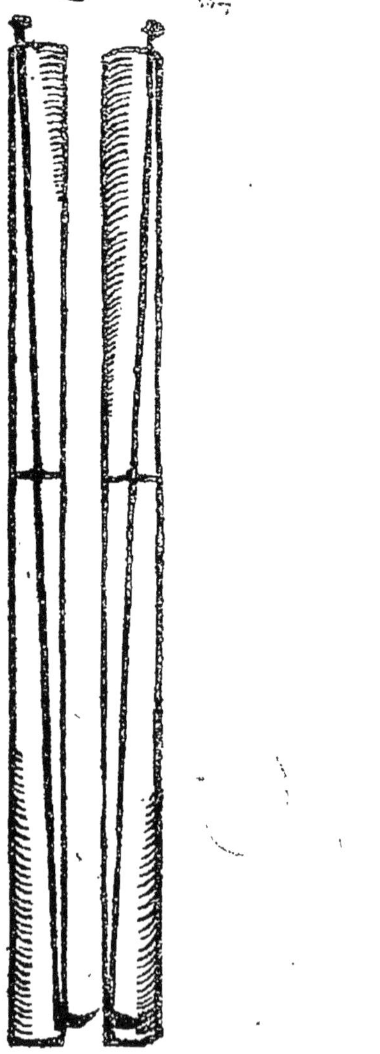

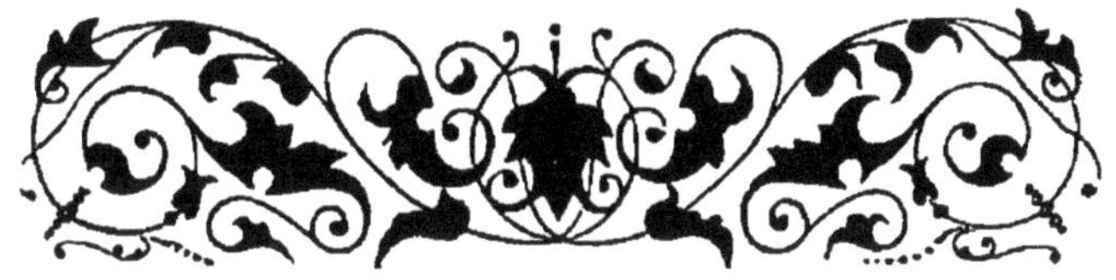

VIII

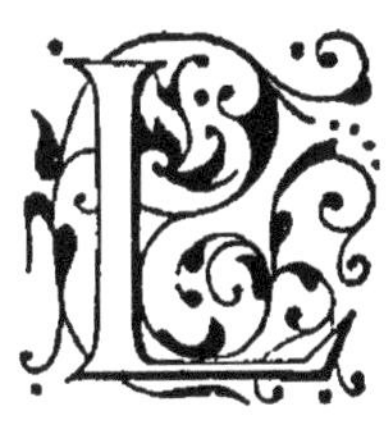

E syringotome, dont voici la figure, ne s'applique pas au traitement des fistules, comme on pourrait le croire au premier examen et d'après son étymologie. Il accompagne le *sixième livre de la Méthode thérapeutique* de Galien qui a trait à la cure des ulcères, des plaies et accessoirement des fractures, et Rabelais l'a vraisemblablement inventé (1) non pour la

(1) Il me semble qu'on peut lui attribuer sans crainte l'invention de ce petit instrument qui fait face au *glottocome*, dans la traduction du Sixiesme livre. Ce sont les seules figures de l'édition et, selon toute apparence, elles proviennent toutes deux de la même main.

guérison des fistules, mais pour l'incision du péritoine, dans les plaies locales, s'il faut en croire Galien.

Pour donner une idée du péritoine aux lecteurs qui ne possèdent pas les éléments de la splanchnologie, une comparaison suffira. Le péritoine est une membrane séreuse qui se moule sans aucune solution de continuité sur les organes enfermés dans la cavité abdominale et a pour objet de graisser les rouages de l'appareil digestif auxquels il fait *pelure de pêche.* Si vous ouvrez la cavité abdominale par devant, le péritoine se présente immédiatement après les tissus de cette paroi. Or, à la suite d'une plaie assez profonde pour altérer ces tissus, il peut arriver que l'intestin s'invagine dans la plaie et ne puisse plus rentrer.

Le chirurgien est alors en présence d'une hernie traumatique étranglée. C'est là précisément le cas qui appelle l'emploi du syringotome.

Il faut distinguer entre les plaies non pénétrantes et les plaies pénétrantes de l'abdomen. La chirurgie ancienne admettait quatre *intentions :* la première était de replacer les organes obstructionnistes en lieu propre; la seconde était de coudre la plaie; la troisième, de composer le médicament propre à activer la guérison; la quatrième, de paralyser l'inflammation des parties internes.

Pour satisfaire à la première intention, l'ancienne chirurgie essayait d'abord la compression avec les mains, ou les lotions avec une éponge imbibée d'eau ou de vin chaud, quand l'incision n'était pas jugée nécessaire. Partant de ce principe, Rogier et Théodoric, par une de ces fantaisies atroces, si familières au moyen âge, y appliquaient soit un pourceau tranché par le milieu, soit toute autre bête encore fumante : méthode bien faite pour flatter l'amour-propre des vivisectionnistes. Haliabas ordonnait que le blessé fût plongé, suspendu par les extrémités, dans un bain, et qu'on frottât l'intestin avec axonge ou huile violat. Dans ces divers systèmes l'incision à l'aide du syringotome, méthode préconisée par Galien, était quelque peu négligée. Gui de Cauliac la recommande d'après lui, et, comme lui, proscrit les scalpels tranchants des deux côtés ou offrant une pointe aiguë.

Mais revenons à Galien et au passage où il définit l'emploi du syringotome. Il établit les préliminaires de l'opération qui consistent à remettre d'abord les intestins en leur place, s'ils en sont sortis, à coudre l'ulcère, à appliquer le médicament, c'est-à-dire amollir la plaie avec une éponge molle imbibée de vin austère chaud. Et si l'inflammation de l'intestin persiste, « il fauldra couper du péritoine tout ce qu'il suffira pour remettre ce qui estoit sorty dehors. Or les instrumentz commodes a telles incisions sont ceulx que les Grecz appellent *syryngotomes*, c'est a dire qui sont appropriés à inciser les fistules. Mais les scalpelles qui tranchent de costé et d'autre ou qui sont pointus, on les doit totalement fuyr. Quant à la situation du patient, si la playe a esté faicte en la partie inferieure, il fault qu'il soit incliné vers le hault, et si elle est en la partie superieure, qu'il soit incliné vers le bas. Et en toutes ces deux situations on se doit garder d'une chose, c'est que l'intestin qui est tombé ne soit aucunement pressé ne gené des autres. Et ainsi par cette raison il conviendra, si la playe est en la partie dextre, que le corps soit incliné en la partie contraire. Mais si elle est en la senextre qu'il soit incliné en la dextre ; en sorte que la partie vulnerée occupe toujours le plus haut lieu. Laquelle chose sera utile tant ès grandes playes que ès mediocres : car c'est un conseil commun a toutes playes...... »

Observons que Galien ne décrit pas ses *syringotomes* et que Rabelais n'eut pas de modèle pour fabriquer le sien. La forme de ces instruments a beaucoup varié chez les anciens. Mais aucun ne ressemble, ni de loin ni de près, à celui de Rabelais, dont il reste à déterminer la manipulation.

Il se compose d'un manche en bois ou en métal contenant une tige mobile pourvue, à son extrémité inférieure, d'une lame tranchante, et, à son extrémité supérieure, d'un petit bouton. L'instrument étant fermé, tige et lame sont invisibles; et c'est dans cet état qu'il est introduit entre l'intestin hernié et l'anneau constricteur. A ce moment, le chirurgien fait saillir la lame à l'aide du petit bouton ; il ne lui reste plus alors qu'à retirer l'instrument qui, dans ce mouvement tranchant, débride l'anneau constricteur et péritonéal. Il va sans dire que l'instrument a été tourné de façon à opposer la partie arrondie aux viscères herniés qu'il ne peut blesser, pendant que la lame, tournée en dehors, opère le débridement.

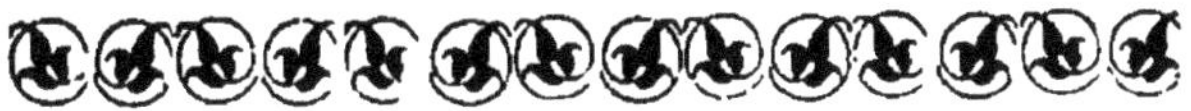

DU MÊME AUTEUR :

ÉTUDE SUR UNE FOLIE A ROME, *opéra bouffe de Federico Ricci, avec un avant-propos, par Albert de Lasalle, un portrait à l'eau-forte de F. Ricci, par Cucinotta,* un Appendice biographique, bibliographique et anecdotique et un Catalogue complet des Œuvres de F. Ricci (Paris, Bachelin-Deflorenne, 1870), 1 vol. in-12.

LA FOURCHETTE HARMONIQUE, *histoire de cette société musicale, littéraire et gastronomique, avec des notes sur la Musicologie en France.* (Paris, Alphonse Lemerre, 1872), 1 vol. in-12.

LA FOIRE SAINT-LAURENT, *son histoire et ses spectacles,* avec deux plans de la Foire, deux estampes et un fac-similé d'affiche (Paris, A. Lemerre, 1878), 1 vol. p. in-8.

JEAN MONNET, *Vie et aventures d'un entrepreneur de spectacles au XVIIIe siècle,* avec un Appendice sur l'Opéra-Comique de 1752 à 1758, et deux estampes (Paris, A. Lemerre, 1884), 1 vol. p. in-8.

RABELAIS ET SON MAITRE (Paris, A. Lemerre, 1884), br. in-8.

PIERRE CORNEILLE (1606-1684), *ses dernières*

années, sa mort, ses descendants, avec quatre gravures (Paris, librairie de l'*Art*, J. Rouam 1884), br. p. in-8.

SCÈNES DE LA VIE FANTAISISTE (Paris, Charpentier, 1884), 1 vol. in-12.

frontispice de Carrier-Belleuse et terminés par une *Table analytique et alphabétique des matières,* avec Musique, Gravures, Eaux-Fortes, Autographes, tirés hors texte, Fleurons, Culs-de-Lampe, etc., etc.

Cette publication, la plus belle incontestablement qui ait jamais été faite en son genre, compte parmi ses collaborateurs : MM. X. Aubryet, Paul Arène, Théodore de Banville, Daniel Bernard, Gustave Bertrand, Philippe Burty, Champfleury, Guy de Charnacé, H. Cohen, Charles Deulin, A. Elwart, J. de Filippi, Paul Foucher, Ludovic Halévy, H. Hostein, Charles Joliet, Adolphe Jullien, P. Lacome, Louis Lacombe, Albert de Lasalle, H. Lavoix fils, Dr Mandl, H. Marcello, Henri Monnier, Charles Monselet, E. Neukomm, Jules Noriac, C. Nuitter, Arthur Pougin, Pradines, L. Roger, Charles de la Rounat, R. de Saint-Arroman, Sylvain Saint-Etienne, Paul de Saint-Victor, A. Simiot, De Thémines-Lauzières, Ernest Thoinan, E. de Villars, le chevalier Van Elewyck (de Louvain), A. Vizentini, C. de Vos, J.-B. Wekerlin, etc., etc.

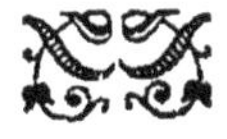

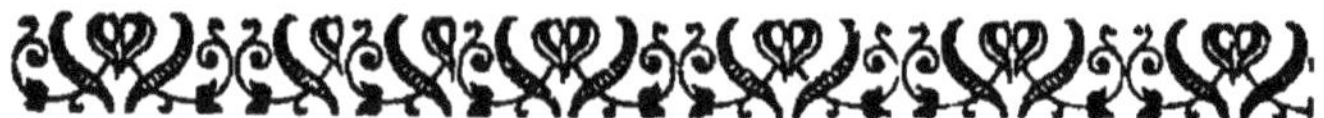

LE

Moniteur du Bibliophile

Gazette littéraire, anecdotique et curieuse

Rédacteur en chef: M. ARTHUR HEULHARD

(1878-1880)

Collection complète en onze volumes grand in-8°

La collection du *Moniteur du Bibliophile*, revue fondée le 1er mars 1878, par MM. Jules Noriac et Arthur Heulhard, se compose de trois volumes grand in-8 double couronne de près de 400 pages chacun, dans le format carré, aujourd'hui si recherché des amateurs.

Celle des volumes et plaquettes publiés par le *Moniteur du Bibliophile* et annexés à la Revue, sont au nombre de huit, à savoir :

I

L'Anglais mangeur d'opium, traduit de l'anglais et augmenté par A.-D.-M. (ALFRED DE MUSSET), avec une notice par M. Arthur Heulhard (1878, 128 p.).

2

DUCLOS. — *Chroniques indiscrètes sur la Régence*, tirées d'un manuscrit autographe de Collé, avec une notice et des notes par M. Gustave Mouravit (1878, 64 p.).

3

Le Journal de COLLETET, premier journal parisien (1676), avec une notice sur *Colletet, gazetier*, par Arthur Heulhard (1878-79, 256 p.).

4

Mémoires sur les vexations qu'exercent les libraires et imprimeurs de Paris, publié d'après l'imprimé de 1725 et le manuscrit de la bibliothèque de la ville de Paris, avec une notice et des notes par Lucien Faucou.

Mémoire pour la communauté des libraires de la ville de Paris, au sujet des abus qui se commettent dans les ventes à l'amiable ou à l'encan, avec divers appendices (1879, 112 p.).

5

L'Histoire de Madame la Marquise de Pompadour, par MADEMOISELLE DE FAUQUES, réimprimée d'après l'édition originale de 1759, avec une notice sur le livre et son auteur (1879, 166 p.).

6

L'Assommoir du xviiie siècle. *Le Vuidangeur sensible,* drame en trois actes et en prose, par Jean-Henri Marchand, réimprimé sur l'exemplaire de la collection Ménétrier, avec une notice par Lucien Faucou.

Complainte des Filles auxquelles on vient d'interdire l'entrée des Thuileries, à la brune, par Jean-Henri Marchand. 126 p.

7

Voltaire. — *Documents inédits* recueillis aux Archives nationales, par Emile Campardon. 190 p.

8

Le Portefeuille de M. le Comte de Caylus, d'après les manuscrits inédits de la Bibliothèque de l'Université et de la Bibliothèque Nationale, avec introduction et notice. 97 p.

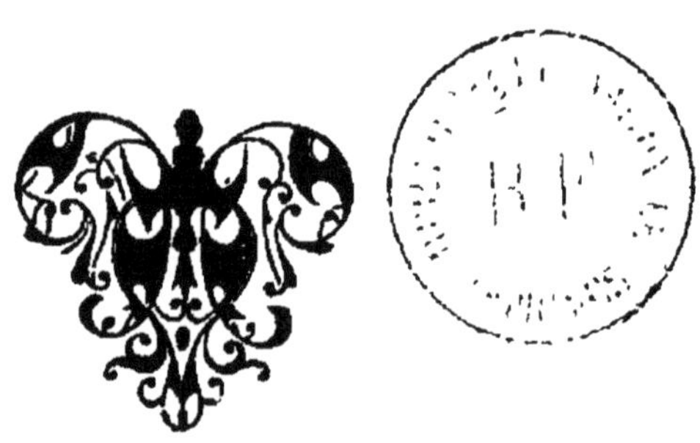

www.ingramcontent.com/pod-product-compliance
Ingram Content Group UK Ltd.
Pitfield, Milton Keynes, MK11 3LW, UK
UKHW020205200726
13856UKWH00003B/1203

9 782013 565295